CONTRIBUTION

A L'ÉTUDE

DU TRAITEMENT DES FRACTURES

PAR LE MASSAGE

PAR

Henri DELAGÉNIÈRE

ANCIEN INTERNE DES HOPITAUX D'ANGERS, INTERNE DES HOPITAUX DE PARIS

Mémoire présenté à la Société de Médecine d'Angers, le 26 février 1888, et couronné par elle (prix Achard) dans sa séance du 7 novembre 1888.

ANGERS

IMPRIMERIE LACHÈSE ET DOLBEAU

4, rue Chaussée-Saint-Pierre, 4

1888

CONTRIBUTION

A L'ÉTUDE

DU TRAITEMENT DES FRACTURES

PAR LE MASSAGE

PAR

Henri DELAGÉNIÈRE

ANCIEN INTERNE DES HOPITAUX D'ANGERS, INTERNE DES HOPITAUX DE PARIS

Mémoire présenté à la Société de Médecine d'Angers, le 26 février 1888, et couronné par elle (prix Achard) dans sa séance du 7 novembre 1888.

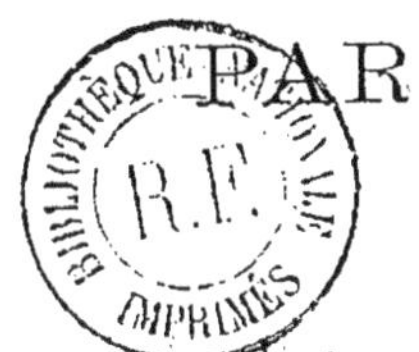

ANGERS

IMPRIMERIE LACHÈSE ET DOLBEAU

4, rue Chaussée-Saint-Pierre, 4

1888

CONTRIBUTION

A L'ÉTUDE

DU TRAITEMENT DES FRACTURES

PAR LE MASSAGE

PAR

Henri DELAGÉNIÈRE

Ancien interne des Hôpitaux d'Angers, Interne des Hôpitaux de Paris.

---

*Mémoire présenté à la Société de Médecine d'Angers; le 26 février 1888,
et couronné par elle (prix Achard)
dans sa séance du 7 novembre 1888.*

I

Pendant notre internat dans le service de M. Lucas-Championnière, nous avons pu voir un grand nombre de fractures traitées par le massage et avec le plus grand succès. En effet, toutes les fractures simples, sans déplacement des fragments, y sont aussitôt massées. Les résultats sont on ne peut plus encourageants, parfois même ils paraissent extraordinaires. Nous avons voulu profiter de cette excellente occasion pour étudier cette intéressante question et nous nous sommes proposé de traiter personnellement, sous la direction de notre maître, quelques malades pour en publier ensuite l'histoire. Nous avons donc fait nous-même tous les massages des observations que nous présentons aujourd'hui. Lorsque les besoins du service réclamaient notre présence ailleurs, nous avions toujours soin de confier notre malade à un élève expérimenté. Du reste jamais, comme on le verra, nous n'avons eu d'accident à déplorer.

Enfin, pour éviter le reproche d'erreur de diagnostic, si facile à adresser lorsque le malade est guéri, nous avons, pour toutes les observations reproduites dans le cours de ce travail, fait vérifier notre diagnostic par M. Lucas-Championnière et par nos deux collègues. Nous ne craignons donc pas ce genre d'argumentation, et nous affirmons, autant qu'il est possible de le faire, l'exactitude des diagnostics inscrits en tête de nos observations ; car chaque fois que quelque doute nous a paru pouvoir subsister dans l'esprit, nous avons préféré ne pas nous servir de l'observation.

II

Avant d'aborder l'étude du massage proprement dit, nous rappellerons en quelques mots quel est l'état actuel de la question.

M. Dujardin-Beaumetz [1] fait remonter l'emploi du massage aux temps les plus reculés, mais celui-ci ne paraît avoir été employé alors que pour traiter des contusions.

De nos jours, MM. Lebatard et Elleaume [2] appliquent le massage au traitement de l'entorse tibio-tarsienne. Cette pratique du reste était déjà répandue en France et communément employée par les rebouteurs dans les campagnes.

Jusqu'à présent, personne n'avait songé à appliquer la méthode au traitement des fractures. Ce fut un chirurgien militaire, M. Bizet, qui, le premier, eut l'idée de faire servir le massage dans les cas de diagnostic douteux avec l'entorse. Lorsque le gonflement avait disparu, il établissait son diagnostic,

[1] *Bulletin de thérapeutique*, 30 juillet 1887.
[2] *Gazette des hôpitaux*, 1858 et 1859.

immobilisait le membre s'il avait affaire à une fracture, ou bien continuait le massage si c'était une entorse. Mais, comme on le voit, l'auteur proscrivait le massage de la fracture elle-même. Il faut arriver jusqu'en 1874 pour voir le massage appliqué dans certains cas de fractures juxta-articulaires par MM. Bourguet et Dubreuilh.

Depuis, le massage dans les fractures a été l'objet de nombreuses études à l'étranger et principalement en Allemagne. Au Congrès de chirurgie français de 1885, M. Tilanus, d'Amsterdam, préconise le massage pour les fractures de la rotule et apporte des observations de malades traités par l'ancienne méthode et par la nouvelle. Dans le premier cas, le traitement a duré en moyenne cinq mois, les mouvements du genou sont défectueux, enfin l'écartement des fragments est considérable. Dans le deuxième cas au contraire, le traitement a duré quarante-un jours, l'écartement des fragments est peu considérable, enfin les mouvements de l'articulation sont normaux.

La question en était là et ce mode de traitement des fractures avait passé à peu près inaperçu, lorsque M. Lucas-Championnière lit à la Société de Chirurgie (juin 1886) une communication importante, dans laquelle il rapportait un grand nombre d'observations de fractures massées dans son service ou en ville. La plupart des malades massés alors par M. Lucas-Championnière étaient atteints de fracture du péroné ou de fracture du radius. Les résultats n'en étaient pas moins remarquables et établissaient déjà ces deux points :

1° La consolidation peut se faire sans immobilisation absolue des fragments ;

2° Le fonctionnement complet d'un membre dépend beaucoup moins de l'intégrité absolue de son squelette que de celle des articulations voisines et des autres tissus.

Un peu plus tard, MM. Terrier et Reclus rapportent aussi des cas de fractures du péroné massés avec succès. Nous terminons ce court exposé historique en indiquant les publications tout à fait récentes sur la question :

Maison, *Thèse*, Paris 1886 ; — Metge, *Thèse*, Bordeaux 1887 ; — Berne, *Technique du traitement des fractures par le massage* (Revue générale de clinique et thérapeutique, 30 juin 1887) ; —

Masse (Gazette hebdomadaire des sciences médicales de Bordeaux), 3 juillet 1887 ; — Verchère, *Fractures et massage* (Gazette des hôpitaux, revue générale du 5 novembre 1887) ; — Lapervenche, *Thèse*, Paris 1887, *Massage dans les fractures juxta-articulaires* ; — Verchère, *Traitement de quelques fractures juxta-articulaires* (Gazette des hôpitaux, 21 janvier 1888, revue générale).

III

Parmi les travaux les plus récents, nous voulons surtout attirer l'attention sur les revues générales de M. Verchère et sur la thèse de notre collègue et ami M. Lapervenche qui a apporté un grand nombre d'observations personnelles et semble avoir tranché définitivement le débat pour les fractures *juxta-articulaires*. Son travail est donc forcément limité ; mais, du moins, ne préjuge-t-il pas des points laissés dans l'oubli, c'est-à-dire, de l'emploi du massage dans les fractures siégeant sur le levier même du membre, des fractures avec déplacement et même des fractures compliquées.

M. Verchère, en se fondant sur des hypothèses purement théoriques, repousse le massage dans certains cas déterminés, mais n'apporte pas une seule observation à l'appui de ce qu'il avance. C'est ainsi que, d'après lui, le massage ne se trouve indiqué que dans deux ordres de faits :

1º Lorsque le squelette du membre n'est pas fracturé complètement, ainsi que cela se rencontre dans les fractures du radius et du péroné ; car, dans ces sortes de fractures, le tibia et le cubitus servent, en quelque sorte, d'attelle naturelle et s'opposent aux déplacements ultérieurs des fragments.

2º Lorsque le rôle de levier joué par le squelette n'est pas supprimé, par exemple dans les fractures *juxta-articulaires*. Dans ce cas la fonction du membre n'est pas compromise, et par suite le massage est indiqué.

A priori, on pourrait être séduit par cette manière de raisonner et repousser le massage dans toutes les fractures avec déplacement, etc., etc. Mais si on veut bien examiner la question de plus près, ces conclusions deviennent fausses.

D'abord, au point de vue *anatomique*, y a-t-il une raison pour masser une fracture juxta-articulaire plutôt qu'une fracture dont le siège occupe la diaphyse de l'os? Assurément non. Dans les deux cas, il y a les mêmes symptômes à combattre : gonflement, ecchymose, douleur, etc. Dans les deux cas, les tissus présentent des lésions analogues.

Il n'y a donc qu'au point de vue fonctionnel qu'on pourrait se placer pour rejeter le massage dans les fractures avec déplacements, dans la crainte de remuer les fragments, de ne pouvoir suffisamment les maintenir en contact et enfin d'obtenir une consolidation ou incomplète ou imparfaite. Nous ferons seulement remarquer que, lorsqu'on traite par le massage une fracture du péroné ou une fracture juxta-articulaire, il est impossible de ne pas produire quelques mouvements au niveau de la solution de continuité de l'os. Il faudrait n'avoir jamais massé une fracture pour venir affirmer le contraire. Et pourtant, malgré ces mouvements dans les fragments, ces fractures guérissent à merveille. Convaincus de l'exactitude clinique de ce fait, nous avons cherché, en combinant les appareils avec le massage, à mettre une fracture quelconque dans les mêmes conditions physiques qu'une fracture juxta-articulaire ou partielle. Dès lors le massage lui devenait tout aussi bien applicable. Restait à établir définitivement le fait par des observations de malades, et c'est ce que nous nous sommes efforcé de faire en suivant les conseils de notre maître, M. Lucas-Championnière. Nos collègues dans le service, MM. Laskine et Dagron, ont, comme nous, obtenu des résultats remarquables. Nous ne rapportons pas ici leurs observations pour laisser plus d'unité à ce travail et nous permettre d'en assumer toute la responsabilité.

Nous exposerons d'abord les règles que nous avons cru devoir suivre pour faire nos séances de massage dans de bonnes conditions et sans danger pour le malade.

Nous énoncerons ensuite les résultats que nous avons obtenus en les faisant suivre de quelques remarques personnelles.

Enfin nous terminerons par quelques conclusions pratiques.

IV

Les règles du massage doivent répondre à certaines indications formelles que nous croyons pouvoir résumer de la façon suivante :

1° Il faut, autant que possible, éviter des mouvements au niveau des fragments pendant que l'on masse le malade. On lui épargne ainsi des douleurs assez vives parfois, et l'on évite plus sûrement la rupture de petits vaisseaux voisins de la fracture, ce qui viendrait, pendant quelque temps, augmenter l'épanchement, et par suite retarderait le bénéfice des manipulations ;

2° Il faut immobiliser les fragments après le massage dans un appareil amovo-inamovible, toutes les fois que le déplacement des fragments pourra se produire (fracture siégeant sur les diaphyses) ;

3° Le jeu normal des articulations voisines de la fracture sera surveillé avec le plus grand soin. On évitera ainsi complètement les roideurs articulaires si préjudiciables au malade. Or, ces roideurs sont plus graves que la fracture elle-même. Qu'on se rappelle seulement les cas cités par Malgaigne [1], où des roideurs consécutives à la fracture du col du fémur ont duré quatre, sept et même vingt ans. Astley Cooper [2] n'est pas beaucoup plus encourageant lorsqu'il nous parle en ces termes de la fracture de l'extrémité inférieure du radius : « Il peut s'écouler six mois avant que les doigts aient repris leur mobilité » ;

4° Enfin, on devra, autant que possible, entretenir la vitalité fonctionnelle des muscles et des autres tissus, en faisant exécuter des mouvements au malade.

Ces indications ainsi nettement posées, nous allons étudier les moyens que nous avons employés pour les remplir.

Pour tenir les fragments immobiles pendant le massage, nous avons l'habitude de nous servir des coussins de sable du

---

[1] Malgaigne, *Fractures et luxations*, t. I.
[2] Cooper, *Œuvres chirurgicales*.

service, destinés à caler les membres atteints de lésions nécessitant une immobilité relative. Ces coussins sont faits tout simplement avec une double enveloppe de toile que l'on remplit
incomplètement de sable fin et bien sec. On leur donne la forme
et les dimensions les plus diverses. Les uns sont carrés comme
de petits oreillers, les autres sont allongés en forme de
cylindres, gros comme le bras et longs, suivant les besoins, de
trente, soixante et même quatre-vingts centimètres.

Voici comment nous procédons. Supposons qu'il s'agisse d'une
fracture de jambe siégeant à la partie moyenne. La jambe est
solidement saisie par nous au-dessus et au-dessous du trait de
fracture. Un aide enlève l'appareil, puis glisse un coussin de
sable long de cinquante-cinq à soixante centimètres et large de
trente-cinq environ, il refoule un peu de sable sur les côtés,
puis ne bouge plus. Le membre fracturé est alors doucement
déposé sur le coussin. Avec les mains on fait glisser un peu le
sable pour bien caler le membre et enfin on procède au massage.

S'il s'agissait d'une fracture de l'extrémité supérieure de l'humérus ou bien d'une fracture de clavicule, on remplaçait
l'oreiller du malade par un coussin de sable carré. On immobilisait aussi quelquefois l'avant-bras et le bras avec des coussins
cylindriques. Dans tous les cas, on cherchait à maintenir en
position les fragments pendant les manipulations.

Lorsque le membre est ainsi disposé et le malade recouvert
d'alèzes chaudes pour ne pas se refroidir, on enduit toute la
peau avec un corps gras. La glycérine d'abord employée avait
bientôt été remplacée par l'huile phéniquée. Nous avons plus
tard renoncé à cette huile à cause de l'odeur désagréable qu'elle
laisse aux mains, et nous avons l'habitude de faire nos massages avec de la vaseline pure. Si la peau présente quelques
excoriations, nous avons recours à de la vaseline boriquée au
cinquième, malgré les cristaux tenus en suspension dans la
pommade, et toujours nous avons obtenu d'excellents résultats.

Le massage est alors commencé en se conformant aux prescriptions suivantes :

1º Exercer les pressions de l'extrémité du membre vers sa
racine pour favoriser la circulation de retour ;

2° Exercer les pressions sur les endroits où se trouvent les gaînes vasculaires, parce qu'on hâte ainsi la diffusion et la résorption des liquides épanchés ;

3° Éviter le trait de la fracture, qui est presque toujours le siège d'une vive douleur ;

4° Chercher à faire disparaître certains points douloureux, s'il y en a, en exerçant de petits frottements et malaxations spéciaux ;

5° Faire exécuter des mouvements aux articulations voisines.

Ce sont les règles principales que nous avons toujours suivies, mais nous n'avons pas l'intention d'exclure d'autres procédés de massage s'ils se trouvaient indiqués. On a beaucoup parlé en Allemagne du frappement musculaire avec des appareils spéciaux en caoutchouc ; on réveille ainsi directement la tonicité musculaire et il est certain qu'après chaque ébranlement on voit des contractions fibrillaires qui persistent quelques instants. Nous n'aurions eu aucune hésitation à employer ce procédé, si nous nous étions, par exemple, trouvé en présence d'une paralysie du deltoïde ou d'autres lésions musculaires. Mais nous n'avons jamais eu de tels accidents à déplorer chez nos malades, ainsi qu'on pourra s'en rendre compte en étudiant les observations.

Disons maintenant en quelques mots la façon dont nous faisons la séance de massage. Comme type, nous supposerons toujours une fracture des deux os de la jambe. Les deux pouces bien graissés et rapprochés l'un de l'autre sont appliqués par leur face palmaire sur le dos du pied, puis glissés doucement vers la racine de la jambe. En arrivant près du trait de fracture, on diminue un peu la pression. Quand on est ainsi remonté jusqu'au-dessus du genou, on soulève les deux pouces et on les replace sur le pied, à côté l'un de l'autre. On continue ainsi pendant trois ou quatre minutes, en étendant un peu à chaque glissement la surface du contact. On arrive ainsi à employer d'abord la totalité des deux pouces, puis les éminences thénar, enfin toute la paume de la main. Les pressions doivent toujours être progressives, c'est-à-dire de plus en plus fortes, *mais jamais le malade ne doit accuser de la douleur.* Parfois, en certains points, il existe une sensibilité spéciale de la peau et le massage est supporté avec difficulté ; il suffit, pour faire disparaître cette hypéresthésie, d'exercer avec la pulpe d'un des pouces de petits frôlements, puis de petites pressions circulaires et locales.

La jambe étant toujours sur le coussin de sable, on l'immobilise avec les mains pour empêcher les fragments osseux de se déplacer, puis on fait exécuter spontanément au malade les mouvements des orteils, puis du cou-de-pied. Cela fait, on se dispose à remettre la jambe dans l'appareil jusqu'à la prochaine séance. On place une main sous le talon, puis, avec l'autre, en allant sans la moindre brusquerie, on fait exécuter au pied un mouvement complet de flexion et d'extension. Abandonnant alors le pied, on replace cette deuxième main plus haut pour soulever un peu le membre pendant qu'un aide glisse dessous l'appareil plâtré. Le plâtre est alors maintenu en place avec une bande de toile qui exerce partout une compression uniforme. Enfin on termine en faisant exécuter au genou toujours *doucement* et *sans secousse* un mouvement complet de flexion et d'extension, ce qui est toujours possible et facile quand l'appareil a été construit comme nous allons l'indiquer.

Les appareils que nous employons pour le traitement des fractures par le massage, sont des gouttières plâtrées ordinaires. Nous avons cherché à les obtenir aussi légères que possible et nous sommes arrivés avec de bon plâtre à avoir des appareils assez solides pour une fracture de jambe avec huit épaisseurs de tarlatane, et pour une fracture de l'avant-bras avec six épaisseurs seulement.

Mais la principale indication à remplir par ces gouttières, c'est de pouvoir être facilement enlevées et remises en place. Pour cela, les poils de la jambe sont rasés avec soin, et l'appareil taillé sur mesure *sur le membre lui-même*, et de telle façon que nulle part la gouttière n'embrasse plus de la moitié de la circonférence du membre. Du côté du genou, l'appareil est arrêté au-dessous de l'interligne articulaire. Du côté du pied, l'articulation tibio-tarsienne seule est prise, le plâtre ne dépassant pas les extrémités antérieures des métatarsiens.

Le plâtre ainsi préparé est alors appliqué comme d'ordinaire et maintenu avec une bande de toile méthodiquement serrée depuis les orteils jusqu'au genou. Le membre est ainsi laissé tranquille jusqu'au moment jugé propice pour la deuxième séance de massage. Et après chaque séance, si l'appareil est conservé, on le rapplique de la même façon.

S'il s'agit d'une fracture d'avant-bras, la gouttière sera faite de la même manière, le coude sera laissé libre et le poignet ne sera immobilisé que si la fracture siège fort bas

Quant à la durée pendant laquelle ces appareils devront être utilisés, il nous est difficile de rien préciser. Nous les avons conservés tant que le cal osseux ne paraissait pas solide à la jambe. Mais à l'avant-bras, nous les enlevons plus tôt, dès que le cal nous paraît assez solide pour ne pas prendre une direction vicieuse. Du reste nous sommes persuadé que pour les observations que nous apportons, nous avons laissé en place les appareils plutôt trop longtemps que pas assez.

Avant de quitter cette intéressante question des appareils, nous dirons, pour ce qui concerne les fractures du péroné, les fractures de l'extrémité inférieure du radius non réduites, que nous n'avons employé aucune espèce d'appareil. Pour les fractures de clavicule et de la tête humérale, nous avons simplement immobilisé le bras dans un bandage de Mayor. Nous avons le regret de n'avoir pas encore eu l'occasion de masser de fracture de cuisse et de fracture de bras. Si le cas se présente nous avons l'intention d'employer le nouvel appareil de M. Hennequin pour la cuisse. Pour le bras nous nous servirons d'une simple demi gouttière, prenant, suivant le siège de la fracture, l'épaule ou le coude.

Loin donc de vouloir restreindre les cas où le massage est indiqué, nous voulons les étendre. Nous avons vu assez de résultats surprenants, nous en avons assez obtenu nous-même et vu obtenir par d'autres, pour nous croire autorisé à étendre la méthode au fur et à mesure que les hasards de la clinique nous le permettront, toujours en nous entourant de toutes les précautions possibles pour éviter quelqu'accident au malade.

V

Nous allons maintenant mettre sous les yeux du lecteur les résultats que nous avons obtenus en traitant nous-même seize malades par le massage. Il s'agit ici de fractures diverses auxquelles nous avons appliqué cette méthode. Nous les avons divisées en deux classes bien distinctes. Dans une première, nous avons rangé toutes les fractures pour lesquelles aujourd'hui le massage semble admis par la plupart des chirurgiens : telles sont les fractures du péroné par arrachement, les fractures de l'extrémité inférieure du radius et les fractures juxta-articulaires.

Dans une deuxième classe, nous avons au contraire réuni les fractures pour lesquelles le massage est repoussé. Nous insisterons donc tout particulièrement sur l'histoire de ces derniers malades qui présentent d'autant plus d'intérêt qu'ils ont tous guéri sans présenter le moindre accident.

Nous nous contenterons de donner un résumé des observations de la première classe.

OBSERVATION I

Hôpital Saint-Louis (Service de M. LUCAS-CHAMPIONNIÈRE).

Fracture par arrachement du péroné droit.

La nommée G..., Héloïse, âgée de trente ans, entre le 21 septembre dans le service de l'isolement, lit n° 10.

Faux pas l'avant-veille ; depuis, impotence absolue de la jambe. On constate un gonflement et une ecchymose considérable autour de la malléole externe ; point très douloureux à trois centimètres au-dessus de sa pointe. Le pied n'est pas dévié.

Cette malade est traitée par le massage sans appareil. On lui fait quatorze séances de massage dont la durée varie de quinze à vingt minutes. Après la cinquième séance elle commence à pouvoir appuyer le pied par terre. Après le douzième massage elle marche très bien. Elle sort le 6 octobre très bien guérie et ne boitant pas : dix-sept jours après l'accident.

OBSERVATION II

Hôpital Saint-Louis (Service de M. Lucas-Championnière).

Fracture par arrachement du péroné droit

Le nommé T..., François, âgé de cinquante-six ans, commissionnaire, entre dans le service le 7 janvier 1888.

Faux pas la veille. Présente gonflement et ecchymose autour de la malléole externe, point extrêmement douloureux à la pression à trois centimètres et demi au-dessous de sa pointe et auquel correspond une petite dépression transversale dans laquelle l'ongle pénètre. Aucun appareil, onze séances de massage de quinze minutes en moyenne. Peut marcher seul à partir du 18 janvier. Sort le 21 janvier à peu près guéri, n'ayant aucune raideur articulaire et ne présentant d'autres traces de sa fracture qu'un léger empâtement autour de la malléole externe.

OBSERVATION III

Hôpital Saint-Louis (Service de M. Lucas-Championnière).

Fracture de l'extrémité inférieure du radius gauche

Le nommé B..., Alexandre, âgé de vingt-sept ans, livreur, vient consulter dans le service le 1er septembre 1887 (malade externe).

Chute, le jour même, sur la paume de la main. L'avant-bras est gonflé, douloureux, présente une ecchymose considérable. La déformation classique en dos de fourchette est très nette mais assez peu accusée, de telle sorte qu'on ne juge pas à propos de faire la réduction, et en cela on se conforme complètement aux préceptes de M. Lucas-Championnière qui ne réserve la réduction que pour les cas de difformité excessive. Il est de fait que la déformation après la guérison est toujours beaucoup moins accusée qu'au moment de l'accident.

Pendant quatre jours le malade vient régulièrement se faire masser. Après son quatrième massage, il pouvait soulever une chaise avec sa main. Il n'a pas été revu.

OBSERVATION IV

Hôpital Saint-Louis (Service de M. Lucas-Championnière).

Fracture de l'extrémité inférieure du radius droit

Le nommé B... Marcel, âgé de douze ans et demi, est amené à l'hôpital dans la journée du 2 octobre 1887 (malade externe).

Chute d'une balançoire. Avant-bras tuméfié, ecchymosé, déformation en dos de fourchette très accentuée. Réduction et application d'une gouttière plâtrée remontant jusqu'au coude exclusivement.

Massage commencé quatre jours plus tard, pendant vingt minutes. En tout cinq séances de massage. Tout appareil supprimé au bout de dix jours. Guérison complète quatorze jours après l'accident, mais, il est vrai, chez un enfant de douze ans et demi.

OBSERVATION V

Hôpital Saint-Louis (Service de M. Lucas-Championnière).

Fracture de l'extrémité inférieure du radius gauche

Le nommé B... Louis, âgé de quarante-quatre ans, couvreur, vient consulter dans la salle, le 30 octobre 1887 (malade externe).

Chute sur la paume de la main le 28 octobre. Tuméfaction, déformation classique en dos de fourchette, en outre la peau du poignet est couverte de phlyctènes produites par un emplâtre.

Réduction de la fracture, massage de suite après, puis gouttière plâtrée qui est utilisée en tout 11 jours. On fait seulement six séances de massage de vingt minutes, et, seize jours après l'accident, le malade a un bon usage de sa main. Pas de déformation.

OBSERVATION VI (INCOMPLÈTE)

Hôpital Saint-Louis (Service de M. LUCAS-CHAMPIONNIÈRE).

Fracture du col chirurgical de l'humérus gauche

Le nommé L... Eugène, âgé de trente-deux ans, garçon marchand de vin, vient consulter dans le service le 28 juillet 1887 (malade externe).

Chute l'avant-veille sur le moignon de l'épaule. On constate un gonflement considérable, une ecchymose s'étendant au thorax, au bras et à l'avant-bras. Impotence absolue. Crépitation très nette perçue un peu en avant du moignon de l'épaule.

Le diagnostic posé de suite a, du reste, été confirmé facilement par l'existence de l'encoche externe, au moment où le gonflement a disparu.

L'épaule est massée pendant vingt minutes, puis on applique un bandage de Mayor. Le massage est renouvelé neuf fois absolument dans les mêmes conditions ; la dernière séance a été faite le 6 août. Le malade allait aussi bien que possible, il commençait à se servir de sa main et de son avant bras. N'est plus revenu se faire masser.

De l'avis de beaucoup de chirurgiens, sur seize cas de fractures massées, nous n'en avons que six qui auraient dû l'être. Nos résultats dans ces six cas sont très normaux et ne présentent aucune particularité intéressante ; nous n'y insisterons donc pas davantage pour aborder l'étude beaucoup plus inté·ressante de notre deuxième classe qui comprend donc en tout dix observations, de l'observation VII à l'observation XVI inclusivement.

Nous reproduirons ces observations *in extenso* à l'exception des trois premières qui sont moins importantes.

OBSERVATION VII

Hôpital Saint-Louis (Service de M. Lucas-Championnière).

Fracture de la clavicule gauche

Le nommé M... Jean, âgé de dix-sept ans, peintre en voiture, entre dans le service le 16 juillet 1887 (brancard).

Chute directe sur le moignon de l'épaule, qui est gonflé et abaissé. Impotence absolue du membre. Ecchymose s'étendant dans le creux sous-claviculaire. On constate une légère saillie formée par le fragment interne et nettement de la mobilité anormale et de la crépitation.

Épaule immobilisée par un coussin de sable, massage, puis après, le bras est maintenu par un bandage de Mayor. Les pressions étaient faites alternativement dans les creux sus et sous-claviculaires en allant de dedans en dehors.

On fait en tout cinq séances de massage de vingt minutes chaque. Vingt jours après l'accident, le malade se servait de son bras. Malgré le déplacement, le cal s'était formé et il n'était pas plus volumineux que dans un cas ordinaire de fracture de clavicule.

OBSERVATION VIII

Hôpital Saint-Louis (Service de M. Lucas-Championnière).

Fracture de la clavicule droite

Le nommé M... Eugène, âgé de quatorze ans, vient consulter dans la salle le 27 juillet 1887 (malade externe).

Vient de faire une chute sur l'épaule. Le moignon de l'épaule droite est abaissé, on aperçoit une petite saillie sous-cutanée formée par l'extrémité du fragment interne. En imprimant des mouvements à l'épaule, on constate de la mobilité des deux fragments qu'on peut rapprocher l'un de l'autre. La réduction que l'on obtient ainsi est fort difficile à maintenir.

L'épaule est immobilisée sur un coussin de sable et on commence les manipulations au-dessus et au-dessous de l'os fracturé. On termine la séance en massant vigoureusement le moignon de l'épaule et en lui faisant exécuter tous ses mouvements normaux une fois. Le membre est enfin maintenu dans un bandage de Mayor.

Les massages sont continués régulièrement. Le 10 août, on supprime toute écharpe: Tout traitement est cessé le 13 août où l'on fait la quinzième séance de massage. La plupart des massages n'ont duré que dix minutes, quelques-uns seulement quinze minutes.

Le résultat est excellent, pas la moindre difformité, cal très solide dix-sept jours après l'accident, mais, il est vrai, chez un enfant de quatorze ans.

OBSERVATION IX

Hôpital Saint-Louis (Service de M. LUCAS-CHAMPIONNIÈRE),

Fracture de la clavicule droite

Le nommé P... Arthur, âgé de quarante-trois ans, plombier, entre le 15 octobre 1887 dans le service de l'isolement pour une plaie de tête.

Il a fait sur la tête une chute dans laquelle il s'est également fracturé la clavicule.

L'épaule est déformée, le moignon abaissé, les mouvements du bras déterminent une vive douleur au niveau de la clavicule. Le trait de la fracture est facile à trouver vers le tiers externe de l'os. Le fragment interne est attiré en haut. La réduction est facile mais elle n'est pas stable, le déplacement se reproduit presqu'aussitôt. On ne pense pas à faire du massage tout de suite à cause de la plaie de tête qui est assez sérieuse. Le malade est donc tout simplement installé dans un bandage de Mayor avec un gros tampon d'ouate dans l'aisselle.

Au bout de trois semaines, pendant lesquelles le bandage est surveillé tous les jours et l'épaule mobilisée toutes les fois que le bandage est changé, on constate que la déformation est presque aussi accentuée qu'après l'accident, que le cal est volumineux, enfin que les mouvements de l'épaule sont restreints et difficiles.

Le 5 novembre on fait une première séance de massage sur le moignon de l'épaule et dans les creux sus et sous claviculaires, puis on termine en mobilisant l'articulation dans tous les sens.

Les 6, 7, 8, 9, 10 et 11 novembre, les manœuvres sont répétées pendant quinze minutes environ. Au bout de ce temps, les mouvements de l'épaule sont revenus, le malade met facilement la main derrière la tête. Il sort guéri le 11 novembre, ne conservant de sa fracture qu'un cal un peu gros.

Nous arrivons maintenant à nos sept dernières observations, de beaucoup les plus importantes. Nous regrettons de n'avoir pas toujours pu les suivre dans tous leurs détails ; néanmoins elles nous semblent établir certains faits, certaines règles qu'on ne se serait jamais cru en droit de formuler si des faits n'étaient venus les appuyer.

OBSERVATION X

Hôpital Saint-Louis (Service de M. LUCAS-CHAMPIONNIÈRE).

Fracture de l'avant-bras droit

Le nommé M... Pierre, âgé de vingt-quatre ans, journalier, entre dans le service le 13 juillet 1887 (brancard).

Il vient de faire une chute de la hauteur d'un deuxième étage.

L'avant-bras droit est très déformé et présente un angle saillant en avant, environ à sa partie moyenne. Il y a du gonflement et de nombreuses ecchymoses. Le membre est absolument inerte, les doigts mêmes ne peuvent se mouvoir. En saisissant l'avant-bras, on constate de la crépitation et de la mobilité anormale. L'examen successif des deux os permet de préciser pour chacun le siège de la fracture. On reconnaît ainsi que le radius est fracturé vers son milieu et le cubitus à son tiers inférieur.

Traitement et marche. — 14 juillet, par des tractions assez vigoureuses on obtient la réduction des fragments. L'avant-bras est alors placé sur un coussin de sable et on commence le massage avec précaution pour éviter le déplacement des fragments. Au bout d'un quart d'heure, la douleur a disparu, les mouvements des doigts et de la main sont possibles. On applique alors un appareil plâtré destiné à maintenir les fragments pendant l'intervalle des séances de massage. Cet appareil se compose d'une gouttière palmaire s'étendant de l'articulation du coude à la paume de la main, puis d'une petite attelle dorsale large seulement de quatre centimètres. Les deux pièces de l'appareil sont maintenues en place avec une bande roulée comme à l'ordinaire. Le malade est alors renvoyé chez lui. Il promet de venir se faire masser.

18 juillet. — L'appareil est enlevé, le bras placé sur un coussin de sable et le massage est fait comme d'habitude. Après avoir massé la fracture, on mobilise avec soin les articulations des doigts, de la main, du poignet et du coude, puis on replace l'avant-bras dans la gouttière plâtrée. On supprime l'attelle dorsale.

22 juillet, troisième séance de massage d'environ vingt minutes. — La gouttière est conservée.

26 juillet, quatrième séance de massage. — On perçoit une sorte de tuméfaction localisée au niveau de la fracture.

1er août, cinquième massage. — Plus de douleur pendant les manipulations. On supprime les deux extrémités de la gouttière afin de laisser plus libres les mouvements du coude et de laisser au malade l'usage de sa main.

5 août, sixième séance de massage. — La consolidation est très avancée, le malade peut soulever une chaise avec son bras. Malgré cela on conserve encore l'appareil.

7 août, septième massage. — On supprime la gouttière plâtrée et on la remplace par une simple bande roulée.

13 août, huitième massage. — Le malade se sert de sa main ; les mouvements de pronation et de supination se font facilement. Le cal paraît gros. L'extension de la main sur l'avant-bras paraît un peu défectueuse. On électrise les muscles extenseurs. Le malade est renvoyé sans appareil.

15 août. — Il revient pour se faire électriser. On peut le considérer comme absolument guéri. Il ne présente pas la moindre déformation, tous les mouvements s'accomplissent facilement et sans douleur. Pas la moindre raideur du côté des doigts qui sont aussi agiles que ceux du côté sain. Enfin nous insistons sur les mouvements de pronation et de supination qui sont absolument normaux.

OBSERVATION XI

Hôpital Saint-Louis (Service de M. Lucas-Championnière).

Fracture de l'avant-bras gauche au tiers inférieur.

Le nommé G... Jacques, âgé de cinquante ans, corroyeur, entre le 29 octobre dans le service de l'isolement et sort le 21 novembre 1887.

Cet homme est tombé dans une cave et s'est fait une plaie de tête dans la région pariétale droite; en même temps il s'est fracturé l'avant-bras gauche. Nous n'avons à nous occuper que de cette dernière lésion.

L'avant-bras a perdu sa forme aplatie. On constate une saillie antéro-postérieure formée par les extrémités osseuses fracturées et un peu masquées par le gonflement qui est considérable et s'étend à toute la main. A la palpation, on constate que les deux os sont fracturés, le radius à deux travers de doigt plus bas que le cubitus dont le trait de fracture siège presque à sa partie moyenne. La crépitation et la mobilité anormale sont des plus nettes.

Traitement et marche. — L'avant-bras est placé sur un coussin de sable et les fractures sont réduites, puis on fait une première séance de massage de vingt minutes. Après le massage, l'avant-bras est immobilisé dans une gouttière plâtrée remontant au-dessus de l'articulation du coude.

31 octobre, deuxième massage de quinze minutes. — Après la séance, le plâtre est remis.

1er novembre, troisième massage de quinze minutes.

3 — quatrième — — —

5 novembre, cinquième massage de quinze minutes.

7   —   sixième   —   · —   —

9   —   septième   —   —   —

L'avant-bras est tout à fait dégonflé, le massage n'est plus douloureux. On est obligé de garnir le plâtre avec un peu d'ouaté et on coupe son extrémité supérieure afin de laisser libres les mouvements du coude.

11 novembre, huitième massage de quinze minutes.

13   —   neuvième   —   —   —

15   —   dixième   —   —   —

La gouttière est complètement retirée, le malade peut exécuter tous les mouvements avec son avant-bras.

17 novembre, douzième massage de dix minutes.

19   —   treizième   —   —   —

Le malade se sert de son avant-bras sans éprouver la moindre souffrance.

La consolidation paraît presque complète, mais le cal est un peu volumineux.

Cependant les mouvements de pronation et de supination s'exécutent très facilement et il n'y a aucune déformation apparente.

OBSERVATION XII

Hôpital Saint-Louis (Service de M. LUCAS-CHAMPIONNIÈRE).

Fracture du radius droit au tiers inférieur.

Le nommé B... Jean-Baptiste, âgé de quarante-quatre ans, homme de peine, vient consulter dans le service de l'isolement, le 13 octobre 1887 (malade externe).

Ce malade a fait, le 10 octobre, une chute sur la main droite pour laquelle il a consulté d'abord un rebouteur de Vincennes, puis un médecin de Bondy (Dr Leroy). Ce dernier lui a appliqué un appareil en carton que le malade a conservé depuis.

L'avant-bras est tuméfié et paraît cylindrique. Une ecchymose considérable occupe toute la face antérieure de l'avant-bras. L'impotence est absolue ; le malade ne peut même pas faire mouvoir ses doigts sans éprouver de vives douleurs. En examinant l'avant-bras on trouve à la partie externe et à l'union du tiers inférieur avec le tiers moyen, une encoche très nette ; en ce point, les pressions exercées sur le radius sont extrêmement douloureuses, on constate enfin très nettement de la crépitation. Les deux bouts fracturés ont en outre une tendance manifeste à se porter vers la ligne médiane.

Traitement et marche. — On fait au malade une première séance de massage dans le but de diminuer le gonflement énorme du membre, puis on le met dans un appareil provisoire fait avec de l'ouate et une attelle en bois. On le renvoie ainsi chez lui.

14, 15, 16 et 17 octobre. — On lui fait chaque matin une séance de massage de vingt minutes, toujours dans le but principal de faire résorber l'épanchement qui est énorme.

18 octobre, sixième massage. — Le gonflement n'existe plus ; on immobilise tout l'avant-bras, jusqu'au coude exclusivement, dans une gouttière palmaire en plâtre, maintenue avec une bande.

Le malade avait promis de revenir dès le 20 pour se faire masser, mais il est resté dix jours sans revenir dans le service, ce qui a été cause d'un léger retard dans le traitement.

28 octobre, septième massage. — L'avant-bras est placé sur un coussin de sable, on maintient la main inclinée sur le bord cubital, et on procède au massage comme d'habitude. Au bout de vingt minutes, le membre est replacé dans la gouttière.

29 octobre, huitième massage comme le précédent.

30 — neuvième — —

31 — dixième — —

2 novembre, onzième massage. — Le malade peut exécuter seul les mouvements du poignet et ceux de pronation et de supination. Le plâtre est complètement supprimé et remplacé simplement par une bande roulée sur un peu d'ouate.

3 novembre, douzième massage de quinze minutes.

4 — treizième — — —

5 — quatorzième — — —

6 — quinzième — — —

7 — seizième — — —

8 — dix-septième — — —

Le malade va aussi bien que possible ; on lui prescrit de bains sulfureux et on cesse les massages.

Il a été revu le 14 novembre. Il était complètement guéri, avait l'usage entier de sa main et de son avant-bras, et ne présentait aucune sorte de déformation.

OBSERVATION XIII

Hôpital Saint-Louis (Service de M. LUCAS-CHAMPIONNIÈRE).

Fracture par divulsion du péroné droit.

(Nous n'aurions certainement pas fait à cette observation l'honneur de la distinguer de nos autres fractures du péroné, si elle ne s'était trouvée, par sa variété même, classée par M. Verchère parmi les fractures qu'il ne faut pas masser, à cause de l'impossibilité où l'on serait de remédier à la déviation du pied. Nous laisserons le lecteur juge du débat.)

Le nommé S... Adolphe, âgé de cinquante-neuf ans, journalier, entre le 3 décembre dans le service de l'isolement, lit n° 7.

Chute dans une cave, la veille.

Le malade peut à peine poser le pied par terre, le cou-depied est gonflé, une ecchymose violacée considérable entoure la malléole externe. Les mouvements communiqués à l'articulation tibio-tarsienne sont très douloureux, et, en exerçant des pressions de proche en proche sur le péroné, on sent, à quatre centimètres et demi environ au-dessus de la malléole externe, une petite encoche très nette où la moindre pression arrache des cris au malade. En outre, la direction du pied est déviée, le bord externe relevé, tandis que le bord interne est abaissé.

Traitement et marche. — 5 décembre. Le malade étant couché, le pied est fortement ramené en dedans pour corriger autant que possible sa déviation, puis on procède au massage comme à l'ordinaire en prolongeant la séance pendant vingt minutes. La douleur, d'abord très vive, cesse au bout des dix premières minutes. Pas d'appareil, la jambe est seulement tenue calée avec deux coussins de sable.

6 décembre, deuxième séance. — L'ecchymose s'étale, la douleur est insignifiante. A la fin de la séance, le malade peut déjà poser le pied par terre.

7 décembre, troisième séance.

8	—	quatrième	—
9	—	cinquième	—
10	—	sixième	—
11	—	septième	—
12	—	huitième	—
13	—	neuvième	—
14	—	dixième	—

L'ecchymose a presque disparu, le malade marche sans boîter, et son pied n'est pas dévié. On le garde dans le service encore un jour ou deux.

Il sort de l'hôpital le 17 décembre, complètement guéri, quinze jours après l'accident et avec dix séances de massage seulement.

Remarque. — On peut donc avoir recours au massage sans appareil dans les fractures du péroné par divulsion lorsque le bord interne est abaissé. Dans ce cas, on a pu remédier à la déviation du pied en exerçant des tractions destinées à ramener le pied en dedans et en bas. Du reste, l'attention était portée sur ce point, et après chaque massage la bonne direction du pied était surveillée.

OBSERVATION XIV

Hôpital Saint-Louis (Service de M. Lucas-Championnière).

Fracture sus-malléolaire de la jambe droite.

Le nommé P... Auguste, âgé de trente-neuf ans, monteur en bronze, entre le 2 novembre 1887 dans le service de l'isolement, lit n° 3.

Il a fait une chute d'un lieu élevé (quatre mètres) sur les talons, la jambe droite aurait porté à faux, ce qui aurait déterminé la chute du malade.

La jambe est déformée et présente un gonflement sus-malléolaire considérable avec excoriations de la peau. La mobilité
anormale est manifeste et permet de constater que le trait de
la fracture comprend tout le squelette osseux de la jambe et
passe au-dessus de l'articulation tibio-tarsienne. La crépitation
se perçoit aussi très facilement. Enfin l'impotence du membre
est absolue.

Traitement et marche. — Le jour de l'entrée, à cause du gonflement et des excoriations, le membre est mis dans une gouttière dans laquelle on le laisse quatre jours. Les petites plaies
sont recouvertes avec du lint boriqué

7 novembre. — Les excoriations sont à peu près guéries, la
jambe est retirée de la gouttière, puis placée sur un coussin de
sable où on lui fait subir une première séance de massage de
vingt mimutes. Après le massage, on applique une gouttière
plâtrée immobilisant le pied et la jambe jusqu'au genou exclusivement, puis le malade est laissé tranquille pendant neuf
jours.

16 novembre, deuxième massage de vingt minutes. — La
gouttière est retirée avec précaution, la jambe placée sur un
coussin de sable est massée, puis replacée dans le plâtre.

17 novembre, troisième massage. — Plus de douleur.

18 novembre, quatrième massage de vingt minutes. — La
gouttière est toujours réappliquée.

Après la séance le malade se lève avec le plâtre et appuie sa
jambe par terre,

19 novembre, cinquième massage.

20	—	sixième	—
21	—	septième	—
22	—	huitième	—
23	—	neuvième	—
24	—	dixième	—
25	—	onzième	- -

La consolidation n'est pas complète, mais le malade peut
poser le pied par terre sans appareil et marcher en s'aidant
d'un bâton. On lui conseille néanmoins de conserver encore sa
gouttière.

26 novembre, douzième massage. — Le malade demande à

sortir de l'hôpital pour reprendre son travail. Il promet de conserver son plâtre quelques jours encore et de revenir se faire masser une fois ou deux.

Il n'a pas été revu.

Lorsqu'il est sorti de l'hôpital, il n'avait aucune déformation de la jambe et pas la moindre raideur dans les articulations du pied. A première vue, la consolidation était parfaite, mais on trouvait peut-être encore un peu de mobilité dans le sens antéro-postérieur, ce qui n'empêchait pas le malade de marcher et de faire supporter à sa jambe tout le poids du corps. Il paraît certain que la consolidation aura été parfaite quelques jours plus tard.

OBSERVATION XV

Hôpital Saint-Louis (Service de M. Lucas-Championnière).

Fracture de la jambe gauche au tiers inférieur.

Le nommé F..., âgé de quarante-deux ans, mécanicien, est entré le 30 novembre 1887 dans le service de l'isolement, lit n° 18.

Il attribue la fracture à un choc direct.

La jambe est tuméfiée et fortement ecchymosée. L'impotence est absolue, le malade ne peut pas soulever son membre. Il n'y a pas de déformation, mais on constate facilement de la mobilité anormale qui permet d'établir, de prime abord, que les deux os de la jambe sont fracturés vers leur tiers inférieur, à un travers de main environ au-dessus de l'articulation tibio-tarsienne. Cette articulation est très tuméfiée, mais les mouvements qu'on lui communique sont peu douloureux. On ne recherche pas la crépitation.

Marche et traitement. — 1er décembre. — La jambe est placée sur un coussin de sable, puis on fait une première séance de massage, en diminuant les pressions au moment où les pouces passent sur le foyer de la fracture. La douleur, d'abord très vive, diminue peu à peu et disparaît complètement au bout de dix

minutes de massage. Le gonflement disparait aussi rapidement,
il semble fondre sous la main. L'ecchymose d'abord localisée à la
partie inférieure de la jambe, s'étale jusqu'au genou. On termine
comme d'ordinaire le massage en faisant mouvoir les articulations du pied, du cou-de-pied et du genou. La jambe est enfin
placée dans une gouttière plâtrée un peu épaisse, remontant
jusqu'au genou.

2 décembre, deuxième massage (en tout semblable au **précédent**). — L'ecchymose est jaunâtre et remonte au-dessus du
genou. La douleur vive au début de la séance disparaît au bout
de quelques minutes. Le gonflement est beaucoup moins considérable que la veille.

3 décembre, troisième massage et toujours les mêmes manœuvres. — Le gonflement a presque disparu. On est obligé
de garnir la gouttière avec une feuille d'ouate.

4 décembre,	quatrième	massage.	
5	—	cinquième	—
6	—	sixième	—
7	—	septième	—
8	—	huitième	—
9	—	neuvième	—
10	—	dixième	—
11	—	onzième	—
12	—	douzième	—
13	—	treizième	—
14	—	quatorzième	—
15	—	quinzième	—
16	—	seizième	—
17	—	dix-septième	—
18	—	dix-huitième	—
19	—	dix-neuvième	—
20	—	vingtième	—
21	—	vingt-unième	—

Il n'y a plus trace d'ecchymose, de gonflement, ni de douleur. Le malade peut poser le pied par terre. On lui laisse
néanmoins son appareil.

22 décembre		vingt-deuxième	massage.
23	—	vingt-troisième	—

24 décembre, vingt-quatrième massage.
25   —   vingt-cinquième   —

On supprime tout appareil. Le malade commence à s'exercer à marcher, mais sa jambe gonfle un peu.

27 décembre, vingt-sixième massage.
29   —   vingt-septième   —
31   —   vingt-huitième   —
 3 janvier, vingt-neuvième massage.
 5   —   trentième   —
 7   —   trente-unième   —

Le malade quitte l'hôpital complètement guéri, marchant parfaitement, sans boiter, trente-neuf jours après l'accident.

La consolidation osseuse paraît complète, il n'y a pas la moindre déformation, ni la plus petite raideur d'aucune articulation. C'est un résultat parfait.

OBSERVATION XVI

Hôpital Saint-Louis. (Service de M. LUCAS-CHAMPIONNIÈRE)

Fracture bi-malléolaire de la jambe gauche avec plaque gangréneuse de la peau.

Le nommé J..., Louis, âgé de trente-trois ans, bijoutier, entre le 23 octobre 1887 dans le service de l'isolement, lit n° 4.

La veille, en fendant du bois, il se donne un coup de merlin à deux centimètres environ au-dessus de la malléole externe. Il perd l'équilibre et tombe à la renverse. Quand on le relève, son pied est complètement luxé en dedans.

A son entrée dans la salle, on constate une ecchymose considérable au-dessus de la malléole externe gauche avec du gonflement. Une douleur très vive est localisée au même endroit, où le doigt perçoit en même temps une encoche très nette.

En dedans, point très douloureux à un centimètre de la malléole interne qui est mobile quand on imprime au pied des mouvements d'adduction et d'abduction.

Marche et traitement. — A cause du gonflement considérable de l'articulation, la jambe est simplement placée dans une gouttière garnie d'ouate.

25 octobre. — Le malade se plaignant beaucoup de sa gouttière, on entoure simplement la jambe avec de l'ouate qu'on maintient avec une bande.

26 octobre. — On trouve quelques phlyctènes. La peau, sur l'endroit du traumatisme, se mortifie d'une façon manifeste. On applique sur la petite eschare un pansement iodoformé. Le soir la température monte à 38°.

Pendant les quatre jours qui suivent, il n'y a rien à signaler, la température est à peu près normale.

30 octobre. — Le pansement est défait ; on trouve une petite eschare du diamètre d'une pièce de un franc et qui est déjà détachée sur ses bords. Le soir la température monte à 38°.

31 octobre. — 37°,4 le matin, mais 39° le soir.

L'eschare est détachée avec des pinces et laisse une petite plaie profonde qui semble communiquer avec le foyer de la fracture du péroné. De plus, en imprimant au pied des mouvements de flexion et d'extension, on fait écouler par la plaie un liquide visqueux et transparent qui ressemble à de la synovie. La plaie est alors soigneusement nettoyée avec de la solution de chlorure de zinc au douzième, puis avec de la solution phéniquée au vingtième. On fait par-dessus un pansement iodoformé.

1er novembre. — 38° le matin, 38°,2 le soir, mais bon état général.

2 novembre. — 37°,8 et 38°,2.

3 novembre. — 37°,4 et 37°,8. Le pansement iodoformé est renouvelé. Plaie en parfait état, pas la moindre suppuration.

4 novembre. — 37°,4 et 37°,8.

5   —   37°,4 et 37.

6 novembre. — La température est désormais normale. Le pansement est renouvelé. La plaie est petite et bourgeonnante.

A partir de ce moment, les pansements sont faits tous les trois ou quatre jours et la plaie est chaque fois touchée avec la solution de chlorure de zinc.

21 novembre. — La plaie est tout à fait insignifiante, on décide

de commencer de suite les séances de massage en la préservant pendant ce temps avec un morceau de lint boriqué enduit de vaseline boriquée au cinquième. On fait ce jour même une première séance de massage d'une durée de vingt minutes. On fait exécuter au pied des mouvements de flexion, d'extension, de rotation, d'abduction, d'adduction, etc. Après la séance, le malade accuse une sensation très grande de bien-être.

22 novembre, deuxième massage de vingt minutes.

23 — troisième — de quinze minutes.

Le malade fait déjà spontanément et sans douleur des mouvements de flexion et d'extension du pied.

24 novembre, quatrième séance.

25 — cinquième séance. Peut s'appuyer un peu sur son pied.

26 novembre, sixième massage.

27 — septième massage.

28 — huitième —

29 — neuvième —

Le malade commence à marcher, il a tous les mouvements de l'articulation, pas la moindre déformation. Enfin, il ne reste de sa fracture d'autre trace qu'une petite cicatrice à l'endroit de la plaie.

Il reste quelques jours encore à l'hôpital pendant lesquels il s'exerce à marcher. Enfin le 3 décembre, 42 jours après l'accident, il quitte le service en marchant sans boîter comme s'il n'avait jamais eu la jambe cassée.

Avant de tirer nos conclusions de ces observations il nous a paru utile de les réunir dans un tableau renfermant les principaux traits de chacune. Ce tableau où chaque observation sera inscrite à son numéro d'ordre pourra donc servir en même temps de table des matières.

Nos	DIAGNOSTIC	APPAREIL	MASSAGES	
			Nombre	Durée
1	F. du péroné droit (par arrachement)	Pas d'appareil	14	20^m
2	F. du péroné droit (par arrachement)	Pas d'appareil	11	15^m
3	F. Extrémité inférieure du radius gauche	Pas d'appareil	4	20^m
4	F. Extrémité inférieure du radius droit	Plâtre utilisé 10 jours	5	20^m
5	F. Extrémité inférieure du radius gauche	Plâtre utilisé 11 jours	6	20^m
6	F. du col chirurgical de l'humérus gauche	Echarpe simple	9	15^m
7	F. de la clavicule gauche	Bandage de Mayor 20 jours	5	20^m
8	F. de la clavicule droite 1/3 externe	Bandage de Mayor 13 jours	15	10^m
9	F. de la clavicule droite massage au bout de 3 semaines	Bras immobilisé 21 jours	7	15^m
10	F. de l'avant-bras droit (partie moyenne)	Appareil plâtré utilisé 24 jours	9	20^m
11	F. de l'avant-bras gauche au 1/3 inférieur	Plâtre utilisé 17 jours	13	15^m
12	F. du radius droit au 1/3 inférieur	App. prov., 8 jours plâtre utilisé 14 jours	17	15^m
13	F. du péroné droit par divulsion	Pas d'appareil	10	15^m
14	F. sus-malléolaire jambe droite	Gouttière 4 jours, plâtre 20 jours	12	20^m
15	F. de la jambe gauche au 1/3 inférieur	Gouttière plâtrée employée 24 jours	31	15^m
16	F. bimalléolaire de la jambe gauche (plaque gangréneuse de la peau)	Gouttière 1 jour pas d'appareil	9	20^m

OBSERVATIONS

DURÉE TOTALE DU TRAITEMENT (depuis le jour de l'accident)	RÉSULTATS	OBSERVATIONS DIVERSES
17 jours	Marche sans claudication mais encore un peu de gonflement	
15 jours	Boite encore un peu en marchant	
4 jours	Incomplet	Le malade allait très bien, il n'est plus revenu se faire masser. On n'avait pas réduit
14 jours	Parfait (enfant de 12 ans 1/2)	Réduction de la fracture. Ce qui a nécessité l'emploi d'un appareil
16 jours	Se sert bien de sa main, mais souffre encore un peu	Réduction de la fracture. Ce qui a nécessité l'emploi d'un plâtre
11 jours	Incomplet	Le malade allait très bien, mais n'est pas revenu se faire masser
20 jours	Se sert très bien de son bras. Pas de déformation	Malgré une tendance au déplacement des fragments, le cal s'est bien formé. Petit nombre de massages
17 jours	Bon résultat. Gros cal	Le mouvement des fragments n'a pas empêché la formation du cal
28 jours	Bon résultat. Gros cal	Le massage commencé au bout de 21 jours seulement a malgré cela produit un bon résultat
32 jours	Parfait. Usage complet, pas de déformation	Les fragments ne sont donc pas trop déplacés pendant le massage
23 jours	Très bon. Tous les mouvements. Pas de déformation	Guérison rapide
29 jours	Complet. Pas de déformation. Tous les mouvements	Les fragments se portaient vers le cubitus, d'où l'emploi du plâtre. Cette tendance s'est trouvée combattue
15 jours	Excellent. Marchait déjà sans boiter	Le bord interne du pied était abaissé. Réduction avant le massage. Pas de déformation
24 jours	Incomplet. Encore un peu de mobilité mais s'appuie sur son pied	Ce malade est sorti sur sa demande. Il n'avait aucune déformation et pas la moindre raideur
39 jours	Parfait. Pas de déformation. Usage complet	C'est le type de la fracture simple atteignant le levier du membre. On peut donc la masser
42 jours	Parfait. Pas la moindre déformation ni la moindre raideur. Usage complet	1° S'il y a des complications, les guérir avant de masser 2° Masser ensuite comme une fracture ordinaire 3° C'est alors du massage tardif qui agit plus sur la tonicité musculaire et la nutrition des tissus

VI

Les observations précédentes, malgré leur nombre un peu restreint, vont nous permettre d'asseoir notre jugement sur autre chose que des hypothèses. Nous ferons, aussi, souvent appel, pour établir nos conclusions, aux leçons de notre maître M. Lucas-Championnière dont l'expérience sur le sujet est maintenant aussi incontestée qu'incontestable. Pour simplifier un peu cette partie de notre travail, nous grouperons les faits en trois catégories : la première se rapportant au massage proprement dit ; la deuxième aux lésions observées ; la troisième enfin aux résultats absolus et définitifs :

I. — Ce qui frappe surtout au premier abord, lorsqu'on étudie les observations qui précèdent, c'est de voir combien la durée du traitement d'une fracture ordinaire se trouve abrégée. En effet, par guérison, ce n'est pas la consolidation seulement que nous entendons, mais le retour des fonctions à l'état normal. Or, comme le fait remarquer Malgaigne [1], il n'est peut-être pas une seule fracture qu'il soit permis de considérer comme guérie, parce que la consolidation est faite. Il y a toujours à lutter après contre des troubles fonctionnels : raideurs articulaires, impotence musculaire, troubles trophiques qui doublent environ la durée du traitement par les appareils.

Chez les malades massés, le dernier terme du traitement est la consolidation, et lorsque celle-ci est suffisante, le malade est guéri, car toutes les autres fonctions de son membre ont été assurées et conservées par le massage. Aussi, ne sommes-nous aucunement étonné de voir un homme atteint de fracture sus-malléolaire (Observation XIV) marcher déjà au bout de vingt-quatre jours ; et un autre atteint d'une fracture des deux os de la jambe au tiers inférieur, ramené à son état absolument normal, après trente-neuf jours seulement.

Quel est le moment propice pour commencer le massage ?

---

[1] Malgaigne. *Traité des fractures et luxations*, tome Ier.

Ceci est une importante question que nous croyons pouvoir résoudre de la façon suivante :

Il faut masser le plus tôt possible après l'accident ; chaque fois que nous avons pu le faire, nous avons pu éviter le gonflement, parfois si considérable et si ennuyeux. Il est probable que les liquides qui s'épanchent au moment où l'on fait le massage sont résorbés au fur et à mesure. On conçoit les avantages que peut en tirer le malade.

Si le blessé n'est amené qu'un ou deux jours après l'accident, lorsque le gonflement a atteint son maximum, que tous les tissus sont déjà infiltrés de liquides épanchés, un temps considérable est perdu pour le malade. Il faut néanmoins masser de suite pour faire résorber cet énorme épanchement. Après chaque massage, il sera bon d'entourer tout le membre (doigts ou orteils compris) avec un bandage ouaté légèrement compressif. En général, au bout de quatre ou cinq séances, le membre aura repris son volume normal, c'est-à-dire qu'il sera, seulement alors, dans les mêmes conditions que le membre de tout à l'heure, massé aussitôt après l'accident.

Enfin le massage a pu être contre-indiqué, ou impossible au début. Il ne faut pas, dans ce cas, manquer d'y avoir recours dès qu'on le pourra, les observations IX et XVI le démontrent clairement. Dans ces cas, il est probable que le massage influe bien peu sur la formation du cal osseux, mais qu'il agit bien plutôt sur la tonicité musculaire qu'il tient en éveil ; qu'il favorise et active les échanges nutritifs des autres tissus ; enfin qu'il prépare les articulations à remplir leur office dans un moment où elles ne sont pas encore le siège de raideurs.

En résumé, il y a toujours avantage à masser une fracture. Plus on se rapprochera du moment de l'accident, plus le malade pourra en bénéficier.

Le nombre des séances de massage a certainement une importance beaucoup moins grande qu'on serait tenté de le croire d'abord. Nous citerons les observations XIV et XV pour lesquelles les résultats étaient comparables et analogues à laps de temps égal : le premier en vingt jours n'avait eu que douze séances de massage de vingt minutes ; le deuxième avait été massé tous les jours et avait donc à son actif vingt-quatre massages, de quinze minutes seulement, il est vrai.

Ce qui revient à dire que, sauf au début du traitement, nous ne serions pas d'avis de faire des massages quotidiens; ainsi, pour le malade de l'observation XV, nous sommes persuadé que le résultat aurait été le même si nous avions fait seulement quinze massages, cinq pendant les cinq premiers jours, et les dix autres échelonnés tous les trois ou quatre jours.

Quant à la durée de la séance elle-même, nos conclusions seront inverses. Une séance n'est jamais trop longue et ne devrait avoir pour limites que la patience et la résistance physique du chirurgien. M. Lucas-Championnière insistait sur ce point, et maintes fois, pour obtenir le résultat cherché, c'est-à-dire engourdissement de la douleur, résorption de l'épanchement, nous avons été obligé de prolonger les séances.

Une séance de dix minutes sera presque toujours insuffisante, et nous avons adopté une durée *maximum* de quinze à vingt minutes.

II. — Le gonflement et l'ecchymose sont, parmi les lésions d'une fracture, celles qui sont le plus heureusement influencées par le massage.

Si le blessé est amené de suite après l'accident, on peut, en le massant longuement et en lui entourant le bras avec un bandage ouaté à peine serré, éviter la formation de l'épanchement et par suite prévenir le gonflement.

Lorsque celui-ci existe au contraire, il faut, avant tout, le faire disparaître et le massage trouve encore son indication formelle. Dans certains cas, le gonflement diminue à vue d'œil; nous ne l'avons jamais vu résister plus de quatre ou cinq jours.

Quant aux ecchymoses, elles s'étalent sous la peau, changent chaque jour de couleur et disparaissent rapidement.

Les muscles qui souvent, après l'accident, sont impotents et comme frappés de paralysie, semblent recouvrer leur vitalité après la première séance de massage. Il est probable que les manipulations, en activant leur circulation, favorisent la résorption des liquides qui se sont épanchés entre leurs fibres. Les autres tissus sont sans doute influencés comme les muscles : nous voulons parler des vaisseaux, des nerfs et des aponévroses.

Quant aux os fracturés il est difficile de dire ce qu'ils

deviennent. Sans doute la plaie osseuse doit continuer à fournir des liquides après le massage, mais ce liquide est en petite quantité ; il doit donc se répandre aisément par les voies collatérales que lui a, pour ainsi dire, préparées le massage antérieur. En tous cas, ce n'est pas ce liquide qui pourrait empêcher la consolidation, car les séances ultérieures de massage ne tarderaient pas à en avoir raison.

Nous arrivons maintenant aux mouvements inévitables produits par les manipulations au niveau des deux fragments osseux. Ce sont ces mouvements qui doivent, dit-on, proscrire le massage dans toutes les fractures où ils ne sont pas empêchés par la disposition anatomique du squelette osseux, car on exposerait le malade à avoir une pseudarthrose, etc., etc. Nous répondrons que des fractures soi-disant mal soignées parce qu'elles n'étaient pas suffisamment immobilisées, guérissaient quand même. Journellement on observe des faits semblables chez les animaux, et cependant la consolidation s'effectue. Du reste on est beaucoup revenu de l'immobilisation absolue des fragments dans les fractures et les résultats n'en sont que meilleurs. Qu'on se rappelle seulement les fractures de cuisse traitées par le grand appareil de Scultet et qu'on vienne comparer ces résultats avec ceux que l'on obtient par l'appareil de M. Tillaux et beaucoup mieux encore par celui de M. Hennequin ! Et pourtant ces derniers chirurgiens n'immobilisent pas absolument les fragments. M. Hennequin même, permet au malade de s'asseoir dans son lit, bien entendu sans déplacer sa jambe. Or, dans ces conditions, il est impossible qu'il ne se produise pas quelques mouvements au niveau des fragments, ce qui n'empêche pas d'obtenir avec cet appareil des résultats absolument parfaits et qu'on n'avait jamais obtenus, si ce n'est par hasard, avant son emploi.

Nous pensons donc que, d'une façon générale, on ne doit pas trop se préoccuper d'immobiliser absolument les fragments. Une immobilisation relative nous paraît suffisante quand, par les mouvements imprimés aux extrémités osseuses, on ne pourra pas amener de ruptures de petits vaisseaux, et quand les deux fragments seront maintenus dans une situation qui ne puisse modifier ni la forme, ni la fonction du membre.

Nous renvoyons d'ailleurs le lecteur à nos dix dernières observations. Il y trouvera notre opinion amplement confirmée.

III. — Au point de vue des résultats définitifs obtenus, on s'est souvent demandé si le massage hâtait la formation du cal et si, chez un homme atteint de fracture de jambe et commençant à marcher le vingt-cinquième jour, le cal était déjà solide.

Cela dépend de ce qu'on entend par un cal solide. Si c'est un cal de consistance osseuse, assurément ce cal ne peut pas encore être formé le vingt-cinquième jour après l'accident. Du reste, comme nous l'avons dit déjà, le massage a une action assez limitée sur la formation du cal. Il est probable qu'il ne diminue sa période de formation que du nombre de jours que le gonflement aurait mis à disparaître spontanément, ce qu'on peut évaluer à quatre ou huit jours au plus; ceci revient à dire qu'une fracture massée depuis vingt-cinq jours présente un cal aussi avancé dans sa structure que si l'accident remontait à vingt-neuf ou trente-quatre jours. Eh bien, même à cette période, le cal n'est pas absolument solide; il est encore mou. La question revient donc à savoir si on peut marcher avec un cal mou. Nous l'avons vu faire assez souvent pour répondre par l'affirmative. Quant aux dangers qui seraient courus par le malade en marchant sur un cal encore incomplètement solide, nous croyons pouvoir établir une grande différence entre un membre qui a été massé et un membre qui a été emprisonné dans un appareil. Ce dernier est en quelque sorte anéanti au point de vue de la fonction. Toutes ses parties constituantes ont cessé de vivre pendant un certain temps, de telle sorte que, pour chacune d'entre elles, il y a une sorte d'éducation à faire pour revenir à l'état d'action. La sensibilité cutanée est émoussée, le sens musculaire, la tonicité ont presque disparu, la circulation elle-même se fait mal et les voies de retour semblent insuffisantes pour remporter vers le cœur le sang qui est appelé en quantité dans le membre par les efforts musculaires. Que le malade cherche à exécuter un mouvement avec un tel membre, il déploiera une force considérable, et souvent pour ne pas atteindre le but proposé. Si c'est un effort fait dans le but de marcher, il heurtera son membre, fera involontairement contracter certains groupes musculaires, ce qui pourra avoir une action fâcheuse sur un squelette encore mal consolidé. Si, au contraire, la jambe a été massée, les muscles, les vaisseaux, les nerfs ont toujours continué à fonctionner ; ce sont des organes qui se trouvent sous la dépendance de la volonté, et qui ne servent pas, comme tout à l'heure, de point de départ à des actions réflexes parce qu'ils sont dans un état de souffrance. Dès lors, au lieu de devenir une menace pour un squelette trop faible, ils en sont les soutiens ; ils sont toujours à l'état de veille, de sorte que les efforts sont proportionnés à l'état de résistance du cal. Ce qu'il y a de certain, c'est que la démarche d'un blessé qui a été massé n'est jamais franche et assurée avant que la consolidation ne soit suffisante. Jusque-là, quand on lui permet de marcher, il marche en boîtant, c'est-à-dire en ne confiant à sa jambe malade que la somme de travail qu'elle est capable d'accomplir. C'est du reste exactement la même chose que l'on observe chez un animal dont une patte a été fracturée, puis abandonnée à elle-même. Cette patte commence d'abord à fonctionner dans l'espace (le chien court en tenant sa patte levée) ; puis il la pose à peine par terre et augmente au fur et à mesure que la douleur disparaît (on dit que le chien boîte) ; enfin il ne boîte plus du tout, sa patte a pu reprendre ses fonctions, sans qu'on ait eu à se préoccuper de savoir si le cal était osseux ou encore mou.

La déformation est moins à craindre lorsqu'on traite une fracture par le massage, par la raison toute simple que la direction du membre est beaucoup mieux surveillée.

Quant au volume du cal, en vérité nous avons vu des cals très gros ; mais en tous cas ces cals volumineux ont toujours fini par diminuer de volume. Jamais nous n'avons vu la moindre difformité ni la moindre gêne résulter de la présence d'un de ces cals.

La fonction du membre massé est certainement le point le plus intéressant de l'histoire du massage. Quand il y a fracture, on peut ainsi analyser les faits : La lésion principale est la rupture du levier osseux qui constitue le squelette du membre ; puis, comme lésions secondaires, arrivent les blessures des petits vaisseaux, les déchirures des filets nerveux et la contusion des gros troncs, contusion des muscles, déchirure des aponé-vroses, puis collections de liquides épanchés. Eh bien, toutes ces lésions secondaires disparaissent, comme par enchantement, sous l'influence du massage. Une fois disparues, les manipulations ont un autre rôle : celui d'entretenir la vitalité dans les tissus, de telle sorte que, pendant que la lésion principale se guérit dans de bonnes conditions, les tissus voisins sont tenus toujours en éveil et sont prêts à fonctionner, et d'autant mieux que, par le massage des articulations voisines de la fracture, on a assuré le libre fonctionnement des segments de membre situés au-dessus et au-dessous.

VII

Les conclusions que nous tirerons de ce travail peuvent se résumer ainsi :

1° Il n'y a pas de raison valable pour rejeter le massage dans certains cas de fracture plutôt que dans certains autres ;

2° Il n'y a pas d'argument contre le massage qui ne puisse être réfuté par un argument en sa faveur ;

3° Les faits seuls peuvent trancher le débat. Or, les observations que nous avons apportées nous démontrent que :

4° Les fractures incomplètes et juxta-articulaires sont susceptibles de guérir très vite par le massage, vérité aujourd'hui généralement admise sans contestation ;

5° Les fractures complètes, avec déplacement des fragments, sont également susceptibles d'être massées si, par un appareil convenable, on parvient à maintenir les fragments pendant les intervalles des séances ;

6° Les fractures compliquées peuvent aussi être massées lorsque la plaie cutanée est guérie. On rentre alors dans un des cas précédents.

ANGERS, IMPRIMERIE LACHÈSE ET DOLBEAU.